Negative Gedanken loswerden

10 effektive Methoden, mit denen Sie positives Denken lernen und somit negative Gedanken und Ängste überwinden. Innere Blockaden lösen und unnötiges Grübeln stoppen.

1. Auflage

Inhaltsverzeichnis

Einleitung

Bereits seit einigen Jahren habe ich immer wieder das Gefühl gehabt, dass ich mich von anderen Menschen oder aber auch von verschiedenen Vorkommnissen in meinem Leben immer wieder herunterziehen lasse. Oftmals habe ich an Dinge gedacht, die in meiner Vergangenheit schiefgelaufen sind und habe diesen versucht, die Schuld an meiner aktuellen Gefühlslage zu geben. So waren Gedankengänge, wie beispielsweise „Es haben einfach zu viele Menschen übertrieben. Ich wurde zu oft angelogen. Kein Wunder, dass ich so misstrauisch bin und niemandem mehr vertrauen kann“, für mich alltäglich. Allerdings war ich mir nicht darüber bewusst, welche Auswirkung negatives Denken auf meine Gegenwart, aber auch auf meine Zukunft hat. Ich habe derartige Gedanken einfach so hingenommen und nicht versucht, dagegen anzukämpfen. Zwar habe ich mir oft vorgenommen, die Vergangenheit ruhen zu lassen, jedoch ist es schwer, aus alltäglichen Mustern und Gewohnheiten auszubrechen. Leichter war es hingegen, mit diesen

Gedanken und einhergehender, ständiger Traurigkeit zu leben. Denn es ging ja irgendwie.

Schließlich war ich irgendwann einmal in den Weiten der Social Media Plattformen unterwegs und stieß dort auf den Account eines sehr bekannten Coaches. Sein Content gefiel mir. Gerade weil er derartige Themen besprach.

Nachdem ich einige Monate täglich mehrmals seinen Account sowie Youtube Kanal besucht hatte, war für mich klar, dass ich unbedingt eines seiner Seminare besuchen musste. Gebetsmühlenartig predigte er, dass man negativen Gedanken keinen Raum geben darf, man die Vergangenheit ruhen lassen und sich stets auf die Zukunft und das Positive fokussieren sollte. Für mich fühlte sich dies jedoch als eine absolute Lebenslüge an. Denn wie soll ich positiv nach vorne schauen, wenn ich doch immer wieder an alles, was in der Vergangenheit schiefgelaufen ist, erinnert werde?

Schließlich kam ich mit einer Bekannten ins Gespräch. Sie hatte ungefähr ein Jahr zuvor ebenfalls ein Seminar dieses Coaches besucht. Was sie beschrieb, war unglaublich. Nach dem Seminar fühlte sie sich, als hätte sie endlich die Handbremse gelöst und könne nun voll auf das Gaspedal treten. Da war für mich klar, dass ich sofort an diesem Seminar teilnehmen muss. Denn auch ich wollte voll in meine Kraft gebracht werden.

Wenige Monate später war es dann soweit. Ich besuchte das besagte Seminar. Der Coach schaffte eine unglaubliche Atmosphäre und ließ die Teilnehmer zahlreiche Aufgaben erledigen. Bei einer dieser Aufgaben sollte man innerhalb von 60 Sekunden so viele Gefühle und Gedanken aufschreiben wie möglich. Selbstverständlich ohne großartig lange zu überlegen.

Das Ergebnis war schockierend. Am Ende dieser Aufgabe sollten die Teilnehmer die Gefühle und Gedanken in positiv und negativ unterteilen. Die überwiegende Anzahl der Teilnehmer kam zum selben Ergebnis. Und zwar hatten die meisten Teilnehmer mehr negative Gedanken und auch die Gefühlswelt war negativ beeinflusst.

Meine Gedanken und Gefühle waren zu 70 % negativ. Das war für mich ein wahrer Schock. Denn wie soll ich meine Ziele erreichen, mein Traumleben verwirklichen und dauerhaft glücklich sein, wenn meine Gedanken und Gefühle fast nur negativ sind? Finde den Fehler! Ab diesem Zeitpunkt war für mich endgültig klar, dass ich nun selbst aktiv werden muss und mich nicht mehr auf meinen Ausreden ausruhen darf. Denn wenn ich meinen negativen Gedanken nachhänge und es nicht schaffe, aus diesem Muster auszubrechen, sind es Ausreden und nichts anderes.

Nun war die Zeit gekommen, um aktiv daran zu arbeiten, tatsächlich etwas zu ändern. Dabei haben mir zahlreiche Methoden geholfen, meine Denkweise zumindest ein wenig zu ändern.

Wenn ich heute diese Aufgabe erneut durchführe, kann ich feststellen, dass mittlerweile nur noch 30 bis 40 % meiner Gedanken und Gefühle negativ behaftet sind. Obwohl sich meine Lebensumstände kaum geändert haben, fühle ich mich dennoch besser.

Woher kommen negative Gedanken? (Evolution)

Wer kennt es nicht? Ein negativer Gedanke zieht einen ganzen Rattenschwanz nach sich. Man taucht ein in eine Gedankenschleife von negativen Gedanken. Diese kehren immer wieder, sodass sie irgendwann fest im Unterbewusstsein verankert sind. Dies fühlt sich nicht gut an. Es ist sogar extrem belastend. Man hat das Gefühl, einfach nicht mehr vorwärts zu kommen. Zwar befindet sich das Gehirn auf der Suche nach einer Lösung für dieses Problem. Wobei an dieser Stelle zu erwähnen ist, dass es sich hierbei auch um ein selbst geschaffenes und nicht reales Problem handeln kann. Somit ist es nicht verwunderlich, dass das Gehirn einfach nicht zu einer Lösung kommt.

Ein etwas schüchterner und unsicherer Mensch wird sich beispielsweise nach einem Treffen mit Anderen fragen, ob er sich richtig verhalten hat und von den Anderen gemocht wird. Da man sich selbst diese Frage jedoch nicht beantworten kann, drehen sich die Gedanken im Kreis.

Da man das negative Denkmuster fest im Unterbewusstsein verankert hat, ist schnell klar, dass man möglicherweise kein souveränes oder gutes Bild abgegeben hat. Das führt in den überwiegenden Fällen zu Angst. Diese Vorgehensweise lässt sich auf das ganze Leben des Betroffenen übertragen.

Jetzt fragt man sich natürlich, woher diese negativen Gedankenmuster kommen. Denn wenn man sein Umfeld näher beleuchtet, wird man feststellen, dass nicht alle Menschen von negativen Gedanken geprägt sind.

So kann es sein, dass man Denkmuster im Kopf verankert hat, die überhaupt nicht von einem selbst kommen. Oftmals ist man von Meinungen und Gedanken so sehr überzeugt, obwohl sie einem von den Mitmenschen eingepflanzt wurden. Hierbei spielt die Erziehung eine wichtige Rolle. In der Regel sind die Eltern die Bezugspersonen von kleineren Kindern. Somit prägen Eltern ihre Kinder enorm. Weisen Eltern vermehrt negative Denkmuster auf, übertragen sie diese automatisch auf ihre Kinder. So sehen die Kinder diese Denkmuster nicht nur als eine Option von vielen, sondern als die einzige Wahrheit, da sie noch nicht in der Lage sind, die Denkmuster ihrer Eltern zu hinterfragen. Und an dieser Stelle beginnt das Problem. Automatisch lässt man keine anderen Wahrheiten mehr zu, da der negative Gedanke unreflektiert als die einzige Wahrheit und Realität angenommen wird. Mithin ist man für andere Möglichkeiten nicht mehr offen. Eine Lösung des Problems ist zur Unmöglichkeit geworden, da man sich selbst nicht mehr erlaubt, andere Gedanken zuzulassen. Man befindet sich mitten im Teufelskreis und es ist sehr wahrscheinlich, dass man sich immer weiter in die negativen Denkmuster hineinsteigert. So identifiziert man sich mit etwas, was überhaupt nicht von einem selbst stammt, ohne sich Gedanken darüber zu machen, ob dies wirklich realistisch ist.

Wenn man als Kind beispielsweise auf Grund von Übergewicht gehänselt wird und später, nachdem man das Gewicht stark reduziert hat, beliebt ist, kann man sich dies sehr zu Herzen nehmen. So ist es nicht verwunderlich, dass man annimmt, nur gemocht zu werden und Anerkennung zu bekommen, wenn man schlank ist. Denn übergewichtige Menschen werden gehänselt und haben keine Anerkennung verdient. Hierbei spielen die eigenen Gedanken einen Streich und die Situation wird überbewertet. Weitere geläufige negative Gedanken, die mit Sicherheit jeder von uns kennt lauten: „Immer habe ich Pech“, „Ich bin wertlos“, „Mir gelingt nichts“, „Mein Leben ist schwierig“, „Meine Meinung ist unwichtig“, „Ich darf keine Fehler machen, sonst werde ich bestraft“, „Ich darf meine Gefühle nicht zeigen“.

Manche Menschen versuchen aus negativen Gedanken einen Nutzen zu ziehen. Wenn man nicht in der Lage ist, durch positive Taten aufzufallen und Aufmerksamkeit zu bekommen, gelingt es eventuell, wenn man sich seinen negativen Gedanken hingibt. Vermutlich jeder wird es bereits einmal erlebt haben. Sobald man in Selbstmitleid badet, bekommt man von der Umwelt Trost gespendet. Der Betroffene taucht in sein Selbstmitleid ein, indem er trübselig ist und negativ über sich denkt. Und dafür wird er auch noch „belohnt“, indem er von anderen Menschen Aufmerksamkeit erhält. Ein derartiges Verhalten kann ebenfalls anerzogen worden sein. Denn wenn kleine Kinder anfangen zu weinen, bekommen sie in der Regel auch die gewollte Aufmerksamkeit von den Eltern.

Negative Gedanken entstehen des Weiteren oftmals dadurch, dass das Gehirn sich weiterentwickeln und unbedingt eine Lösung finden möchte. Dies ist grundsätzlich positiv, allerdings schwingt es dann ins Negative um, wenn man sich negative Gedanken macht und mit diesen solange, bis man eine Lösung gefunden hat, nicht mehr aufhören kann. Dies wird zu einem wirklichen Problem, wenn es eventuell keine richtige Lösung gibt. Man befindet sich in einer schwierigen Entscheidungssituation und weiß einfach nicht, wie man sich entscheiden soll. Man überlegt hin und her, wägt das Für und Wider ab. Dennoch kommt man zu keiner Lösung. Viele Menschen haben Angst davor, eine Entscheidung, möglicherweise auch die falsche Entscheidung, zu treffen. Deshalb ist es einfacher, in diesem Gedankenkarussell zu verharren. Denn die Betroffenen hoffen darauf, durch das Weiterdenken die richtige Entscheidung treffen zu können und eine Lösung für das Problem zu finden. Allerdings ist dies genau der falsche Weg, da es keine richtige oder falsche Entscheidung gibt. Irgendwann trifft man eine Entscheidung oder sie wird einem abgenommen, aber man wird ohnehin niemals erfahren, wie die Dinge verlaufen wären, wenn man sich anders entschieden hätte.

Methoden

Da negative Gedanken zum Teil evolutionsbedingt sind, ist es schwierig, sie komplett loszuwerden. Jedoch bestimmen sie unser Leben. Denn was im eigenen Kopf vorgeht, bestimmt wie gut man sich fühlt. Sobald man beginnt, negativ zu denken, beginnt man sich negativ zu verhalten. Die Stimmung wird schlechter und man fühlt sich einfach nur traurig. Dies macht das gesamte Leben unnötig unkompliziert und dies wusste schon Buddha. Er prägte nämlich das Zitat: „Du bist, was du denkst. Alles, was du bist, entsteht aus deinen Gedanken. Mit deinen Gedanken formst du deine Welt."

Je negativer man denkt, umso verspannter wird man. Man fühlt sich schneller müde und ausgebrannt und hat das Gefühl, dass alles sinnlos ist. Im Beruf erreicht man weniger und auch Beziehungen werden problematischer. Und genau deshalb sollte man die Reißleine ziehen und unbedingt versuchen, aus dieser negativen Gedankenspirale zu entfliehen. Denn der Gemütszustand ist kein Zufall und entscheidet darüber, wie man sich fühlt und wieviel man im Leben erreicht.

Überdies wirken sich negative Gedanken zuerst auf die Psyche und anschließend auf den Körper aus. Dies bedeutet, dass zu viele negative Gedanken auf Dauer krank machen können. Sie führen zu Depressionen und lösen körperliche Krankheitssymptome aus. So kann es sein, dass man sich ständig müde fühlt und einen höheren Schlafbedarf hat. Obwohl man mehr schläft, wacht man morgens gerädert auf und fühlt sich antriebslos. Der Alltag ist viel stressiger als noch vor wenigen Wochen oder Monaten. Dem gegenüber fühlt man sich machtlos. Außerdem gehen häufige Probleme in persönlichen Beziehungen mit dem einher. Man ist häufig im Nacken und Rücken verspannt und ist öfter erkältet. Dieses körperliche Unwohlsein führt weiterhin zu negativen Gedanken. Und dies zieht noch mehr Negativität in das Leben.

Um ein positives Leben führen und Negativ-Denken größtenteils vermeiden zu können, gibt es verschiedene Methoden.

Methode 1: Täglich Zeit für negative Gedanken

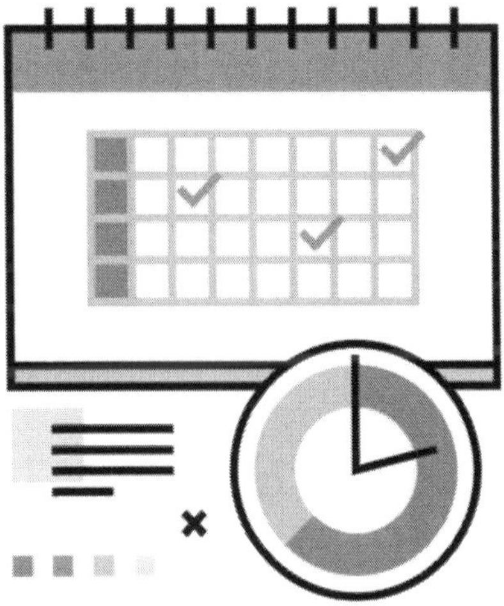

Nahezu jeder wird es kennen. Ein kleiner Auslöser genügt, vielleicht ist man müde oder gestresst, und schon beginnt die negative Gedankenschleife und die Stimmung sinkt sekündlich.

Je nachdem wie festgefahren man bereits in seinem Negativ-Denken ist, wacht man morgens bereits mit negativen Gedanken auf. Man ist gestresst und überfordert und fragt sich, wie man bloß alles schaffen soll. Angst und

Unwohlsein sind die Folge. Je häufiger man bereits negative Gedanken zugelassen hat, desto schwieriger wird es, diese Spirale wieder zu unterbrechen. Aber genau hier gilt es, anzusetzen. Man muss diesen Teufelskreis durchbrechen und positives Denken lernen. Da es besonders am Anfang nahezu unmöglich ist, negatives Denken komplett abzustellen, sollte man sich täglich Zeit für negative Gedanken einräumen. So kann man sie zunächst unterdrücken, aber dennoch zu einem anderen Zeitpunkt weiterdenken. Diese Möglichkeit kann dabei helfen, die negativen Gedanken ein wenig abzuschwächen. Denn vergehen zwischen dem negativen Erlebnis und den Gedanken wenige Stunden, wird das Erlebte möglicherweise nicht mehr ganz so schlimm empfunden, wie direkt nach dem Ereignis.

Um sich negativen Gedanken hinzugeben, eignet sich besonders die Zeit vor dem Zubettgehen. In der Regel verfügt man zu diesem Zeitpunkt über die nötige Ruhe. Der Stress des Tages fällt ab und der Körper entspannt sich. Nun gilt es, sich ungefähr fünf Minuten Zeit zu nehmen und sich dem negativen Denken hinzugeben. Wichtig ist hierbei, dass man sich genau an die Zeitvorgabe hält. Nachdem die negativen Gedanken fertig durchdacht sind, sollte etwas Positives folgen. Positive Gedanken sollten immer zum Schluss erfolgen, denn die Dinge, die als letztes gedacht werden, bleiben im Gedächtnis.

Wenn man mit einer positiven Grundstimmung einschläft, wacht man mit eben dieser Stimmung am nächsten Morgen auch wieder auf. Dies ist ein guter Punkt, um anzusetzen. Denn oftmals rauben einem negative Gedanken den Schlaf. Man findet keine Ruhe, befindet sich in der Gedankenspirale bis schließlich die Müdigkeit die Oberhand gewinnt.

Und dies ist genau der falsche Weg. Denn anstatt, dass diese Endlosdenkerei Probleme löst, sind am nächsten Tag bereits Probleme vorprogrammiert, da man wieder gestresst und negativ gestimmt aufwacht.

Methode 2: Journaling

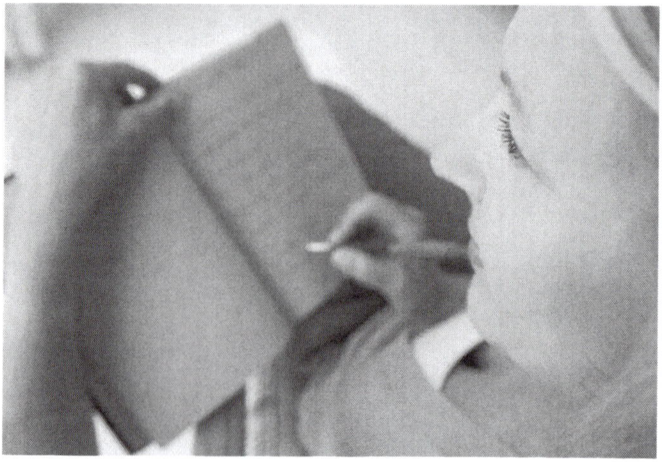

Um eine sehr beliebte Methode, um negativen Gedanken den Kampf anzusagen, handelt es sich beim Journaling. So sagte schon William Wordsworth: „Fill your paper with the breathings of your heart.“ Bei dem Begriff Tagebuchschreiben denkt man an Kinder in der Grundschule oder Teenager, die aufgeregt ihre Ferienerlebnisse und Geheimnisse in ein Buch schreiben. Das Ganze mit dem Foto des heimlichen Schwarms und einigen Herzchen garniert. So muss es allerdings nicht sein. Auch bei Erwachsenen kommt das Schreiben von Tagebüchern immer mehr in Mode. Hier wird es jedoch „Journaling“

genannt. Aus dem Englischen hat sich dieses Wort eingebürgert und nahezu jeder Mensch zwischen 20 und 60 Jahren weiß, was damit gemeint ist. Somit schreibt man kein Tagebuch, sondern führt ein Journal, was schon gleich viel besser und professioneller klingt.

Der Gedanke daran, plötzlich ein Journal zu führen, kann schon ein wenig befremdlich sein. Alles aufschreiben, was man tagsüber getan hat, jegliche Gedanken und Gefühle. Beim Journaling sind der persönlichen Phantasie und Kreativität keinerlei Grenzen gesetzt. Aber einer Studie zur Folge ging es jenen, die regelmäßig Journal geführt haben auf Lange Sicht besser. Sie fühlten sich ruhiger, aber dennoch kraftvoller. Und für negative Gedanken blieb nicht so viel Raum wie früher. Außerdem fanden die Probanden abends besser in den Schlaf. Zumindest jene, die das Journal vor dem Schlafengehen geführt haben und somit den Tag abschließen konnten. Das Aufschreiben dieser Gedanken lohnt sich immer. Denn etwas schriftlich festzuhalten, ist eines der mächtigsten Werkzeuge. Da negative Gedanken häufig mit Gefühlen verknüpft sind, welche Wut oder Stress auslösen, kann es sich lohnen, diese Gedanken aufzuschreiben.

Schreiben kann helfen und heilen. Hierbei ordnet man die Gedanken ein wenig und oftmals wird einem bewusst, wie negativ man wirklich denkt.

Man kann sich ebenfalls auch vorstellen, dass man diese Gedanken an einem anderen Platz geparkt hat. Denn nun befinden sie sich auf den Seiten des Journals und nicht mehr im Kopf. Mithin ist der Kopf frei für neue, positivere Gedanken. Außerdem gewinnt man beim Aufschreiben Klarheit darüber, dass die Situation meistens doch nicht so aussichtslos ist, wie man noch vor wenigen Minuten gedacht hat. Schreiben kann helfen mit den negativen Gedanken abzuschließen. Besonders wenn man von einem Menschen verletzt wordenist, kann es helfen, ihm einen Brief zu schreiben.

Man verleiht seiner Wut und seinem Ärger Ausdruck und anschließend sollte man versuchen, demjenigen zu verzeihen. Nur so kann man damit abschließen. Somit geht man nicht mehr „auf Tour“ mit den Gedanken. Denn dabei kann man nur verlieren. Sich Zeit nehmen für negative Gedanken mag anfangs ein wenig merkwürdig klingen. Denn einerseits möchte man negatives

Denken vermeiden und andererseits nimmt man sich bewusst Zeit dafür und gibt sich diesen Gedanken hin. An dieser Stelle ist gut zu wissen, dass es unmöglich ist, negative Gedanken zu verdrängen. Man sollte dies erst gar nicht versuchen, da man immer verlieren wird.

Aus diesem Grund gilt es, negative Gedanken anzunehmen und zu akzeptieren. Dies geschieht, indem man alles zu Papier bringt und während des Aufschreibens noch einmal überdenkt. Hierbei ist es völlig irrelevant, wie viel man schreibt.

Diejenigen, die denken, dass Journaling zu zeitaufwändig ist, können sich beruhigen. Manchmal genügen wenige Sätze, an anderen Tagen kann man seitenweise Papier füllen. Je nach Lust und Laune. Man sollte so viel schreiben, wie es nötig ist, um die negativen Gedanken loszuwerden. Wenn man sie letztendlich zu Papier gebracht hat, kann man dies symbolisch verbrennen. Das Papier wegzuwerfen, kann auch genügen. Wichtig ist einfach, diese Technik anzuwenden. Man bringt negative Gedanken zu Papier und vernichtet dies anschließend. So hält man etwas Physisches als Symbol für die negativen

Gedanken in der Hand. Und indem man dieses Stück Papier vernichtet, eliminiert man gleichzeitig auch die negative Gedankenschleife. Da diese nur im Kopf entsteht, oftmals nicht auf Fakten beruht und somit nicht greifbar ist, ist es besonders schwierig, dieser entgegenzuwirken. Aber in dem Moment, sobald man diese Gedanken aufschreibt, macht man sie greifbar. Dies kann dabei helfen, sie endgültig loszuwerden.

Wer sich nicht zum täglichen Journaling motivieren kann, könnte diese Methode ein wenig abändern. So genügt es auch, wenn man alle paar Tage lediglich drei Dinge notiert, für die man ganz besonders dankbar ist. Hierbei soll bewusst der Fokus auf das Positive gelenkt werden. Der Grund dafür ist, dass das Gehirn nicht alle auf einmal aufnehmen kann. Somit muss es selektieren und bestimmte Dinge bewusst ausblenden. Auf andere Dinge legt es hingegen den Fokus. Dieser Vorgang wird selektive Aufmerksamkeit genannt und das Positive daran ist, dass man manche Dinge ganz unkompliziert ausblenden kann. Wenn man oft negative Gedanken hat, hat man sich somit angewöhnt, den Fokus auf die negativen Dinge zu legen und auch nur diese zu sehen. Deshalb ist es nicht verwunderlich, dass man unglücklich, traurig und der Meinung ist, dass alles im Leben negativ ist. Die Methode drei positive Dinge zu notieren, wird sich anfangs wie eine komplette Lebenslüge anfühlen. Jedoch ist die Möglichkeit durchaus effektiv. Es genügen lediglich drei Kleinigkeiten, wie beispielsweise, dass man pünktlich an der Arbeit war oder das Abendessen nicht verbrannt ist.

Nach wenigen Tagen wird es einem relativ leichtfallen, schnell mehrere positive Dinge aufzuzählen. Einer Studie zu Folge ging es Menschen mit Depressionen nach ein paar Tagen deutlich besser, nachdem sie angefangen haben, täglich drei positive Dinge aufzuschreiben. Und hierbei handelte es sich ebenfalls um banale Dinge. Aber bei rund 94 % der Probanden zeigte diese Methode rasch ihre Wirkung.

Das Gute am Journaling ist, dass man nicht unter „Erfolgs-Druck" schreibt. Da man keine langen Texte verfasst, muss man auch nicht sonderlich gut schreiben können, um diese Methode anzuwenden. Grundsätzlich sollte man sich einen bestimmten Zeitrahmen setzen, um das Journal zu führen. Damit ein Mensch eine neue Gewohnheit in seinen Alltag integrieren kann, benötigt er rund 21 Tage. Aus diesem Grund sollte das Journaling nun zu einem neuen Ritual werden. Außerdem sollte man sich das Ziel dieses Rituals stets vor Augen führen. Denn nur wenn das Warum groß genug ist, kommt das Wie von ganz alleine. Somit wird es leichter fallen, das Journal zu führen. Nach einiger Zeit lohnt es sich, den Fortschritt zu prüfen. Man sollte sich hierbei an die Ausgangssituation zurückerinnern und sich fragen, was sich seitdem verändert hat. Ob man Fortschritte erkennen kann und wie sich die Gefühlswelt verändert hat. Vermutlich werden vermehrt positive Gedanken die Oberhand gewinnen.

Um eine angenehme Atmosphäre für das Journaling zu schaffen, sollte man am Material nicht sparen. Man sollte sich einen schönen Stift aussuchen, mit dem man gerne schreibt. Das Büchlein sollte auch mit Bedacht gewählt werden. Denn mit einem Bleistift auf losen Blättern schreiben, verstärkt die Motivation nicht unbedingt. Hiermit kann man sich selbst ein sehr effektives Geschenk machen.

Methode 3: Affirmationen

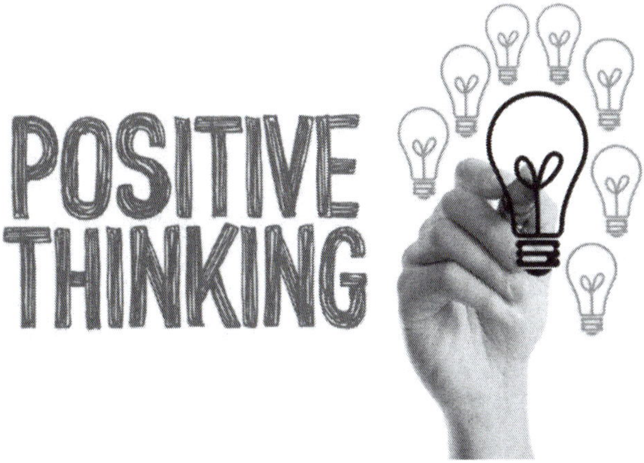

Der Begriff der Affirmationen ist mit Sicherheit für viele genauso bekannt wie der Begriff des Journalings. Besonders im Bereich der Persönlichkeitsentwicklung spielen Affirmationen eine große Rolle. Bei Wandlung und Wachstum gilt es, Affirmationen zu nutzen, um das gewünschte Ziel zu erreichen. Hierdurch soll die Denkweise beeinflusst werden. Indem alte Überzeugungen umprogrammiert werden, soll die seelische und körperliche Gesundheit gestärkt werden. Lebensbejahende Gedanken sollen die Stärken und Qualitäten aktivieren, negative Glaubensmuster in positive umwandeln und somit den Erfolg pushen.

Mittlerweile gibt es zahlreiche Affirmationen zu Themen wie Selbstfindung, Job oder Gesundheit. Hierbei handelt es sich um kurze Sätze, die man laut oder auch leise immer wieder aussprechen soll. So vermitteln sie mehr Positivität, aber damit nicht genug. Diese neuen Botschaften werden durch das Unterbewusstsein als neue Informationen abgespeichert. Dies führt zu einer Veränderung des Denkens, Fühlens und Handelns.

Das Ziel der Affirmationen liegt darin, festgefahrene Muster in Befreiung, Inspiration und Ansporn umzuwandeln. In der Psychologie wird diese Methode oft verwendet, um Blockaden aufzuheben, das Selbstbewusstsein zu stärken oder aber auch um der Selbstfindung zu dienen. Wichtig ist, dass man bei dieser Methode Affirmationen verwendet, welche dem eigenen Problem oder Anliegen entsprechen. Dazu sollte man völlig wertfrei den täglichen Gedanken lauschen. Im Stillgespräch ist man vermutlich kritisch mit sich selbst und negativ gestimmt. Sorgenvolle, verhaftete Gedanken spiegeln die eigene Überzeugung wider und lassen das Leben zu einem Hindernis werden.

Damit in dieser Hinsicht ein Veränderungsprozess erzeugt werden kann, sollte man sich unbedingt die Zeit nehmen, um in das Innerste hineinzuhören. Man sollte sich über seine Werte und Ziele bewusst werden. Nur dann kann man die richtigen, positiven Affirmationen wählen. Positives Denken wird sich in allen Lebensbereichen aus. Zuversicht, Selbstvertrauen und Lebensbejahung prägen positive Gedanken. Hierbei sollte man zunächst die Prozess-Affirmation wählen. Diese fokussiert sich auf die Entwicklung von der jetzigen Ist-Situation bis hin zum Ziel. Hierfür werden in die Affirmation Bausteine wie „mit jedem Tag" oder „immer mehr" eingebaut. Gekoppelte Affirmationen sollen Raum für neuc Gedanken schaffen sowie eine Verhaltensänderung bewirken.

Des Weiteren kann man ebenfalls Zustand-Affirmationen verwenden. Diese definieren ein erreichbares Ziel, wie beispielsweise „Ich bin gesund" oder „Ich lebe in Harmonie". Verwendet man Affirmationen in

Frageform, kann das Gehirn dazu angeregt werden, eine Lösung zu finden.

Die Effektivität einer Affirmation hängt nun vom tatsächlichen Gefühl ab. Befreiung, wahres Glück sowie Lebensbejahung sind nur dann erreichbar, wenn sich die Zielanweisungen im Unterbewusstsein verankert haben. Dafür müssen hinderliche Glaubenssätze dauerhaft umprogrammiert werden. Sofern man das Problem wirklich lösen möchte, wird das positive Denken funktionieren.

Bei Anwendung einer passenden Affirmation für das Problem, wird das Gehirn alles daran setzen, die Realität mit dem gesprochenen Glaubenssatz übereinstimmen zu lassen. Das bedeutet, dass man in jedem Fall wissen sollte, wie die gewünschte Realität sein soll, damit Blockaden und hemmende Verhaltensmuster endgültig aufgelöst werden können.

Damit die Affirmationen ihre volle Wirkung entfalten können, müssen sie korrekt formuliert sein. So sollten sie konkret in der Gegenwart formuliert werden. Die Affirmation für Gesundheit muss „Ich bin gesund“ lauten und nicht „Im Winter werde ich gesund“.

Außerdem sollte die Affirmation individuell ohne Verallgemeinerungen gestaltet sein. Verneinungen, wie „kein", „nicht" und „nie" sollten zwingend vermieden werden. Der Grund hierfür ist, dass das Gehirn keine Verneinungen kennt. „Ich möchte nicht krank sein" bedeutet für das Gehirn „Ich möchte krank sein" und somit zieht man doch wieder Negativität in das Leben.

Weiterhin sollte man auf die Verwendung des Konjunktivs verzichten. Somit sind Wörter, wie „wäre", „könnte", „würde" und „sollte" tabu. Die Verwendung von entspannenden Satzimpulsen kann hingegen nicht schaden. Hierfür kann man beispielsweise den Satzbaustein „in voller Ruhe und Harmonie" verwenden.

Des Weiteren sollte man anstatt von Ich-will-Formulierungen Formulierungen in der Gegenwart verwenden. Anstatt „Ich will gelassen sein" ist es besser „Ich bin gelassen" zu verwenden.

Sobald man sich einige, positive Affirmationen überlegt hat, sollte man diese so oft wiederholen, wie möglich. Dies kann bis zum fünfzigmal pro Tag geschehen.

Methode 4: Yoga

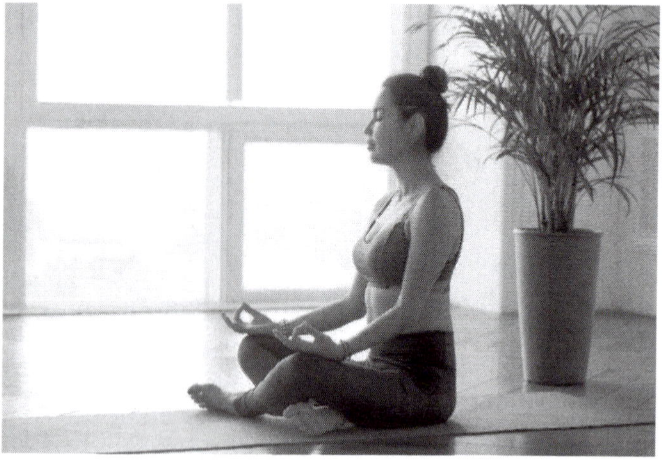

Eine weitere Möglichkeit, um negative Gedanken zu vertreiben, ist Yoga. Bei dieser aus Indien stammenden, philosophischen Lehre kann man bestens abschalten. Gerade als Anfänger, der noch niemals Yoga gemacht hat, wird rasch eine Veränderung spüren. Denn Yoga wirkt auf körperlicher sowie auf mentaler Ebene. Gerade in den letzten Jahren ist Yoga zu einem regelrechten Körperkult geworden.

In nahezu jedem Fitnessstudio sind Yogakurse für Anfänger und Fortgeschrittene auf dem Kursplan zu finden.

Yoga nimmt Einfluss auf das Energiesystem des Menschen. Es lässt Gefühle wie Wohlwollen, Gelassenheit und Liebe entstehen und durchflutet damit den Körper. Dies führt dazu, dass man sich nach dem Yoga viel besser fühlt. An dieser Stelle greift das Prinzip der Ursache und Wirkung. Die Gedanken bestimmen das Leben. Denkt man positiv, so wird einem Positives widerfahren. Um diese Gefühle dauerhaft freizusetzen, lohnt es sich, Yoga eine Gewohnheit werden zu lassen. Dies schafft man, indem man eine Yogasession in den Tagesablauf integriert.

Zu Beginn genügen wenige Minuten täglich. Für den Anfang ist gut zu wissen, dass man nicht extrem gelenkig oder sportlich sein muss, um Yoga ausüben zu können. Solange man nicht nach wenigen Tagen aufgibt, wird man relativ schnell einen Fortschritt erzielen. Man sollte sich ungefähr einen Monat Zeit geben, denn nach etwa 21 Tagen entwickelt man Gewohnheiten. Um Yoga ausüben zu können, muss man offen dafür sein. Man darf sich bei der Ausführung also nicht ständig fragen, weshalb man diese oder jene Bewegung überhaupt macht. Gerade deshalb sollte man die Yogapraxis dynamisch gestalten. Somit kann man die Gedanken austricksen, indem man sich ablenkt. Anfangs wird man sich vermutlich vermehrt auf die Abfolgen konzentrieren.

Sonnengruß:

Die Yogasession kann man mit einem Sonnengruß beginnen. Denn dieser bereitet den Körper auf die folgenden Übungen vor.

Der Sonnengruß besteht aus zwölf Abfolgen. Hierbei werden sämtliche Muskeln gekräftigt, gedehnt und mobilisiert. Nach der Ausführung des Sonnengrußes ist man bereit für weitere Yogafiguren.

Wichtig ist beim Yoga, dass sich Bewegung und Atmung im Einklang befinden. Die Atmung bestimmt die Bewegung. Ist die Bewegung beendet, ist auch die Atmung beendet. Der Bewegungsablauf ist ruhig und kontrolliert. Von Hektik ist beim Yoga keine Spur.

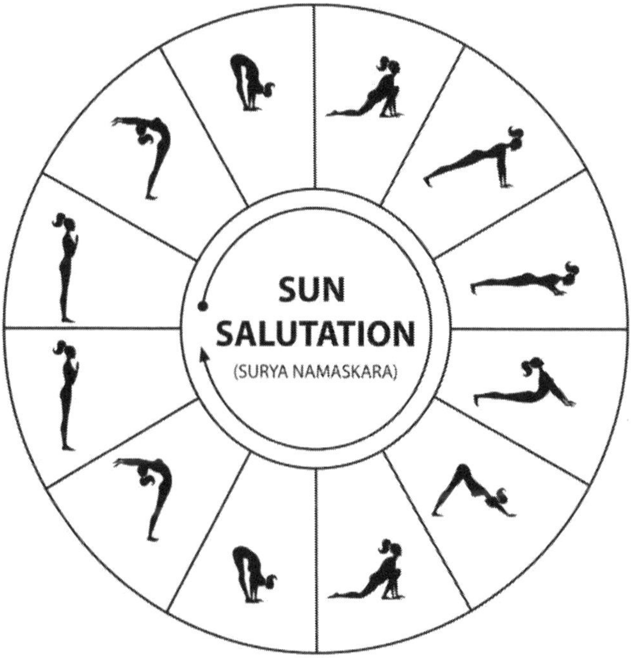

Zunächst beginnt man mit der Berghaltung. Hierbei steht man aufgerichtet. Die Füße befinden sich hüftgelenksbreit auseinander. Die Hände werden vor dem Herzen im Anjali Mudra zusammengeführt. Bei dieser Übung soll man sich innerlich sammeln und auf das Yoga vorbereiten. Man soll seinen Körper wahrnehmen und spüren.Beim Einatmen werden die Arme langsam nach oben geschoben. Die Hände sind zur Sonne emporgestreckt. Bei dieser Übung gilt es, Länge zu schaffen.

Im Anschluss atmet man aus und geht in die stehende Vorbeuge. Hierbei bleibt man mit den Füßen auf dem Boden stehen, die Beine sind gestreckt und aus dem Becken kippt man nach vorn in die Vorbeuge. Während die Körperseiten lang bleiben, sollten die Fingerkuppen bei gestreckten Beinen den Boden berühren.

Als nächstes wird der Blick leicht angehoben. Der Rücken soll auf jeden Fall lang bleiben. Gerade für Anfänger ist dies schwer, da die Beinrückseiten oftmals verkürzt sind. Um die Übung dennoch korrekt ausführen zu können, kann man zwei Blöcke als Unterstützung nutzen. Auf diese legt man die Hände auf. Hiernach atmet man aus und steigt herab in den herabschauenden Hund. Hierbei können die Beine ruhig leicht gebeugt sein. Der Rücken hingegen muss lang bleiben. Der Kopf soll nicht hängen gelassen werden und die Arme werden kraftvoll aus den Schultern gestreckt.

Beim nächsten Einatmen benötigt man eine halbwegs stabile Körpermitte, da man nun die Liegestützposition einnimmt. Falls die Kraft fehlt, kann man die Knie auf dem Boden ablegen. Man sollte darauf achten, dass der

Rücken lang bleibt und die Handgelenke direkt unter den Schultern positioniert werden. Beim nächsten Ausatmen beugt man die Arme und legt den Körper langsam auf dem Boden ab wie bei einem Liegestütz. Beim nächsten Einatmen kommt man ohne Kraft in die Kobra. Und während man beim nächsten Ausatmen die Hände und Fußballen fest auf den Boden drückt, nimmt man wieder die Position des herabschauenden Hundes ein. Nun atmet man wieder ein und geht zurück in die halbe Vorbeuge. Dies gelingt, indem man das linke und rechte Bein beim Einatmen ein wenig nach vorne schiebt. Beim Ausatmen nimmt man als nächstes die volle Vorbeuge ein und beim nächsten Einatmen werden die Arme wieder nach oben zur Sonne geschoben. Und zum Schluss nimmt man wieder die Ausgangsposition ein, indem man die Hände vor der Brust zum Anjali Mudra zusammenführt.

An dieser Stelle gilt es zu erwähnen, dass man sich ein wenig Zeit geben muss. Niemand, der zum ersten Mal den Sonnengruß durchführt, kennt alle Abfolgen auswendig und kann diese flüssig ausführen. Sofern man jedoch dranbleibt, wird man nach ein paar Tagen spüren, dass die Abfolgen fast schon automatisch ausgeführt werden können. Den Sonnengruß kann man in beliebig vielen Wiederholungen ausführen, aber grundsätzlich lohnen sich sechs Runden. Dann sollte sich die Atmung etwas beruhigt haben.

Baum:

Weiter geht es mit dem Baum. Die Stärke des Baumes liegt darin, dass er standhaft bleibt und ihn so leicht nichts umwirft. Dies lernt man bei der Ausführung dieser Yogaübung.

Diese Übung kräftigt die Muskulatur des gesamten Körpers. Außerdem wirkt sie sich positiv auf die Konzentration und das Gleichgewicht aus. Um diese Übung korrekt auszuführen, steht man zunächst mit beiden Füßen stabil, aber entspannt auf dem Boden. Die Arme hängen locker am Körper und auch hierbei sind Atmung und Bewegungen im Einklang. Die Wirbelsäule ist gerade und der Blick nach vorne gerichtet. In dieser Haltung verharrt man einige Sekunden.

Nun spannt man die Bauch- und Beinmuskulatur an. Die Schulterblätter werden zusammengezogen. Als Nächstes legt man die Hände auf die Hüfte oder streckt sie nach außen weg. Das rechte Bein wird bei der nächsten Ausatmung nach oben gezogen. Hierfür öffnet man die Hüfte und den rechten Oberschenkel. Das Knie sollte im 90-Grad-Winkel vom Körper wegzeigen. Knapp oberhalb des Knies befindet sich die Stelle am Oberschenkel, auf die der Fuß flach angelehnt wird.

Die Hände werden nun vor der Brust zum Anjali Mudra zusammenführt. Der Blick bleibt geradeaus gerichtet. Wichtig ist, dass der ganze Körper angespannt ist. Andernfalls kann man diese Position nicht halten. Die Atmung geht bewusst und ruhig von statten. Man sollte versuchen, entspannt zu bleiben.

Wer mag, kann die Hände und Arme über den Kopf in Richtung Sonne strecken. Hierbei bleiben die Handflächen jedoch wie im Anjali Mudra zusammen. Je nachdem, wie angenehm sich diese Position anfühlt, kann man einige Sekunden oder sogar einige Minuten in dieser

Position verharren. Um den Baum aufzulösen, senkt man das Bein langsam ab.

Der Fuß wird gerade wieder aufgesetzt. Man sollte die Übung mindestens einmal auf jeder Seite ausführen.

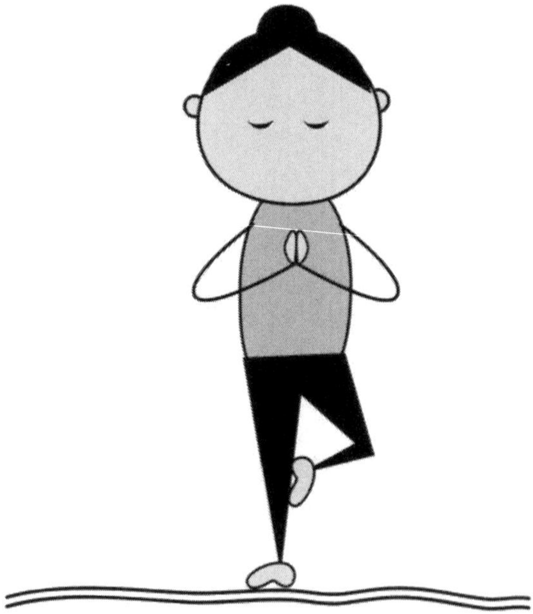

Paschimottanasana:

Nach dem Baum bietet sich die Pachimottanasana, auch Vorbeuge genannt, an. Bei dieser Übung wird die Körperrückseite intensiv gestreckt.

Um die Übung auszuführen, setzt man sich mit ausgestreckten Beinen auf den Boden. Die Füße sind geflext und man zieht die Zehen heran. Die Handflächen werden neben den Hüften abgelegt und fest in den Boden gedrückt. Die Finger zeigen in Richtung der Füße. Der Rücken wird aufrecht gehalten und die Arme durchgestreckt.

Beim Einatmen werden die Arme senkrecht über die Seite nach oben gestreckt und beim Ausatmen beugt man sich aus dem Becken mit geradem Rücken nach vorn. Im Zuge dieser Bewegung fasst man sich von oben an die Zehen.

Wer dies noch nicht schafft, legt die Hände so weit vorne auf den Schienbeinen ab, wie man kommt.

Mit dem nächsten Einatmen streckt man sich noch mal weiter mit geradem Rücken nach vorn. Das Ausatmen nutzt man, um den Oberkörper mit den Händen noch weiter nach vorne unten zu ziehen. Die Ellenbogen werden geöffnet, sodass sie zur Seite streben. Im Idealfall sollte man die Stirn auf den Knien ablegen. Bei dieser Übung sind die Beine völlig angespannt.

Die Rückseite der Beine sowie die Kniekehlen liegen fest auf dem Boden. Die Atmung sollte regelmäßig, tief und ruhig erfolgen. Um diese Position aufzulösen, streckt man die Arme und Wirbelsäule, sodass man sich Wirbel für Wirbel nach oben rollen kann.

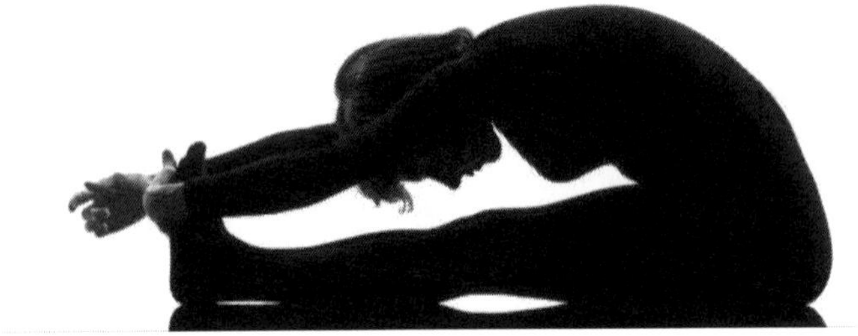

Savasana:

Um die Yogasession abzuschließen, führt man die Übung Savasana durch. Diese soll den Rücken entspannen und zur Tiefenentspannung führen.

Gerade in der heutigen Leistungsgesellschaft ist es schwierig, die Verantwortung abzugeben. Dies lernt man mit dieser Position.

Hierbei legt man sich bequem auf den Rücken, damit man gut entspannen kann. Die Beine sind mindestens hüftbreit geöffnet und die Füße fallen locker nach außen. Die Arme liegen vom Oberkörper ein wenig entfernt und die Handinnenflächen zeigen nach oben.

Der Kopf liegt gerade in Verlängerung zur Wirbelsäule auf dem Boden. Bei dieser Übung atmet man ebenfalls wieder langsam durch die Nase ein und aus.

Wenn man in seinen Körper hineinhorch, kann man feststellen, dass der Körper mit jeder Ausatmung schwerer wird. Außerdem entspannt er sich immer mehr.

Diese kurze Yogasession stärkt nicht nur den Körper, sondern auch den Geist. Denn hierbei lernt man, seinen Gedanken nicht nachzuhängen. Man soll sich vollständig auf den Körper und die Atmung konzentrieren.

Führt man dies jeden Tag nur wenige Minuten durch, wird man relativ schnell eine Veränderung spüren.

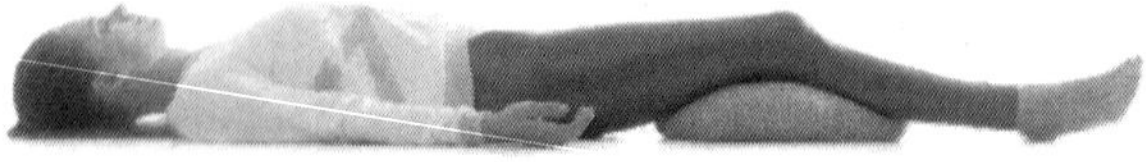

Methode 5: Meditation

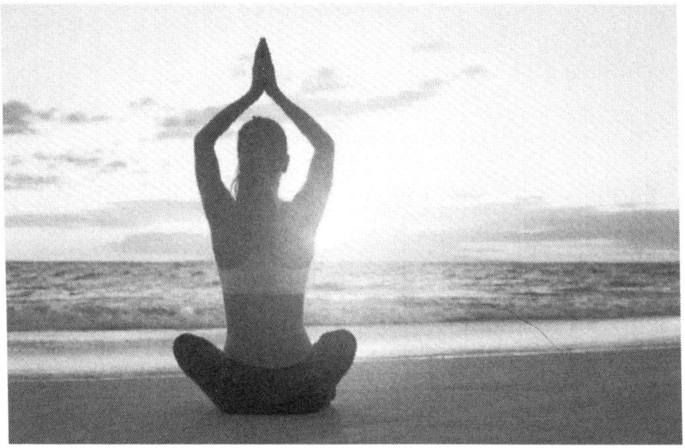

Meditation ist ebenfalls eine sehr beliebte Methode, um negative Gedanken verschwinden zu lassen. Wer glaubt, dass Meditieren nur etwas für Yogis oder esoterische Hippies ist, täuscht sich. Weiterhin handelt es sich bei Meditation keinesfalls um Zeitverschwendung. Vielmehr gewinnt man beim Meditieren Zeit. Meditieren hilft einem zur Ruhe zu kommen, wenn man gestresst ist. Sofern man morgens nach dem Aufstehen meditiert und sich träge und müde fühlt, hilft einem die Meditation wacher zu werden. Man schafft es hierdurch, schneller neue Energie zu tanken. Außerdem wird, wie beim Yoga, die Stärke geschult. Man bekommt seine Ängste besser in den Griff und wird negative Gedanken los. Nicht umsonst wurde Meditation in den letzten Jahren ein fester Bestandteil in Psychotherapien bei Angststörungen und Depressionen.

Ob Meditation die richtige Methode ist, muss letztendlich jeder selbst ausprobieren. Aber auch hierzu will gesagt sein, dass Übung den Meister macht. Beim Meditieren geht es nicht darum, an nichts zu denken. Man sollte sich nur nicht seinen Gedanken komplett hingeben. Denn sobald man mit der Meditation beginnt, tauchen unangenehme Dinge, wie negative Gedanken, im Wahrnehmungsfeld auf. Gedanken, die man nicht haben möchte, innere Unruhe, Rastlosigkeit und Traurigkeit bahnen sich den Weg. Da dies jedoch nicht der gewünschte Zustand für eine Meditation ist, braucht es einiges an Übung. Wenn man sich vornimmt, dass man jegliche Gedanken, die auftauchen, akzeptiert, wird man scheitern. Je mehr ein Gedanke oder eine Wahrnehmung stört, desto mehr wird man sich darauf fixieren. Wenn es einem gelingt, negative Gedanken oder Gefühle anzunehmen, nicht zu bewerten und sich nicht drauf zu fixieren, erlangen sie in der Wahrnehmung einen immer kleineren Stellenwert, bis sie fast völlig verschwinden. Das ist die Kunst beim Meditieren.

Wenn quasi der Worst-Case eingetreten ist, muss man es schaffen, dies zu akzeptieren, da man es ohnehin nicht ändern kann. Den inneren Widerstand muss man loslassen. Gelingt einem dies, wird man in einen sehr tiefen Meditationszustand befördert. Denn somit lässt man vieles los, was einen zuvor abgelenkt hat. Negative Gedanken werden in friedliche und tiefe Erfahrungen umgewandelt.

Um das Meditieren zu lernen, sollte man sich zunächst völlig drauf konzentrieren und keinen anderen Dingen nachgehen.

Zunächst sollte man sich einen geeigneten Platz zum Meditieren suchen. Dieser sollte mit Bedacht gewählt werden. Man sollte sich darauf freuen, an diesem Ort Zeit zu verbringen. Außerdem sollte der Platz ruhig und sauber sein. So empfiehlt es sich, beispielsweise einen Platz im heimischen Wohnzimmer zu wählen, anstatt einen Stuhl im Arbeitszimmer zwischen einem Wust von Aktenstapeln. Buddha-Figuren können einen während der Meditation begleiten. Diese könnte man an diesem Platz ebenfalls aufstellen. Sie sind aber kein Muss. Jedoch sollte der Ort anfangs relativ einfach gehalten werden, um jegliche überflüssigen Störeinflüsse zu minimieren. Hierzu sollte man das Handy ausschalten und für Ruhe sorgen, damit man nicht abgelenkt wird. Um entspannt meditieren zu können, muss man eine geeignete Sitzposition wählen. Man sollte sich besser nicht auf den kalten Fußboden, sondern auf eine Yogamatte setzen. Ein dickes Handtuch funktioniert anfangs auch. Darauf im Bett zu meditieren, sollte man besser verzichten, da man dort einsinkt. ist Die Temperaturen sollten warm sein, damit man nicht friert. Gerade für Anfänger bietet es sich an, sich im Schneidersitz auf die Yogamatte zu setzen.

Je nachdem, wie beweglich man ist, könnte man auch probieren, die Halb-Lotus-Position einzunehmen. Hierbei setzt man sich im Schneidersitz hin und legt einen Fuß auf den Anderen. Falls sich das Sitzen auf dem Boden unangenehm anfühlt und man Schmerzen hat, kann man sich auch auf einen Stuhl setzen. Wichtig ist beim Sitzen, dass die Wirbelsäule aufrecht bleibt. Dies ist für eine perfekte Atmung unerlässlich. Nur wer den Rücken aufrecht hält, kann die Brust öffnen. Dies sorgt dafür, dass man ungehindert und frei atmen kann. Die Arme lässt man auf den Schoß fallen und die Hände werden ineinander gelegt, sodass die Daumen gegeneinander zeigen. Die Schultern lässt man fallen und der Kopf schaut geradeaus.

Obwohl man eine aufrechte Haltung beibehalten sollte, sollte man versuchen, den Körper zu entspannen. Anfangs genügt es, lediglich zehn Minuten zu meditieren. Hierzu kann man einen Wecker stellen, damit man nicht ständig auf die Uhr schauen muss. Beim Meditieren hält man die Augen geschlossen. Die Atmung folgt ganz bewusst tief in den unteren Bauch. Die Aufmerksamkeit bleibt beim Atem. Dies soll dafür sorgen, dass man die Gedanken ziehen lassen und in den Körper hineinfinden kann.

Besonders am Anfang der Meditation kann es schwer sein, sich auf das Körpergefühl und den jetzigen Moment zu konzentrieren. Der Kopf muss sich erst beruhigen. Deshalb sollte man auf jedes kleine Detail der

Atmung achten. So kann man beispielsweise darauf achten, wie sich der Bauch beim Einatmen weitet oder wie der Luftstrom beim Ausatmen an der Oberlippe vorbeizieht. Zu Beginn wird es einem nicht gelingen, sich nicht von den Gedanken wieder ablenken zu lassen. Wichtig ist hierbei, dass man immer wieder zurückfindet und die Atmung beobachtet.

Das Ziel des Meditierens ist es, dass es einem gelingt, einen derartigen Zustand auch im Alltag einzunehmen. So sollte es einem auch dann gelingen, in Stresssituationen kurz inne zu halten und sich selbst bewusst zu werden.

Wem es einfach nicht gelingen mag, sich nur auf seinen Körper und nichts anderes zu konzentrieren, kann es mit einer geführten Meditation versuchen. Hierbei wird man von einem Lehrer geführt und angeleitet. Zur Meditation werden innere Bilder verwendet, welche direkt auf das Unterbewusstsein einwirken. Dies kann anfangs helfen, sich besser auf die Meditation zu konzentrieren.

Methode 6: Denkmuster erkennen und negative Gedanken ignorieren

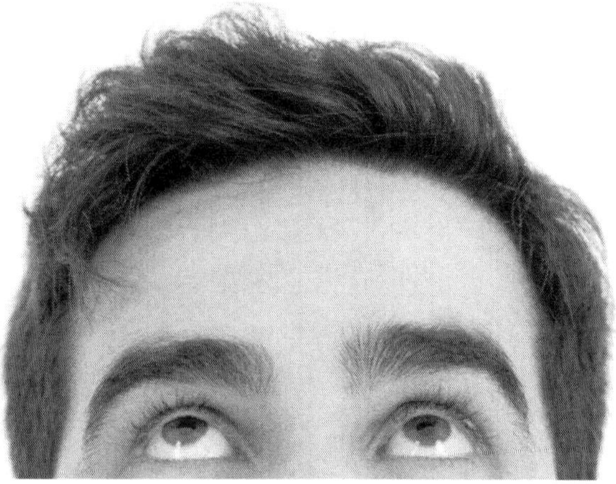

Pessimisten neigen meistens dazu, mit dem Schlimmsten zu rechnen. Wenn man immer nur vom Worst-Case ausgeht und sich von seinen negativen Gedanken beeinflussen lässt, ist das auf die Dauer sehr anstrengend. Wenn man sich derartig von negativen Gedanken beeinflussen lässt, weist man eine Lebenseinstellung oder Geisteshaltung auf, welche auf Hoffnung sowie positive Erwartungen verzichtet. Diese Denkweise kommt nicht von ungefähr. Oftmals rechnet man mit dem Worst-Case, um sich selbst zu schützen. Bevor man enttäuscht wird, wenn etwas nicht den Erwartungen entspricht, rechnet man erst gar nicht damit. Somit geht man davon aus, ohnehin zu scheitern. So kann man am Ende sagen: „Ich wusste es doch schon vorher.“ Weiterhin können negative Erfahrungen der Ursprung für negative Gedanken sein. Jeder Mensch macht im Laufe seines Lebens gute und schlechte Erfahrungen. Die Frage ist hierbei allerdings, wie gut oder schlecht jemand diese Erfahrungen wegstecken kann.

Studien zufolge schwächen negative Gedanken das Immunsystem und die Betroffenen erkranken doppelt so häufig an Infektionskrankheiten wie Menschen, welche überwiegend positive Gedanken aufweisen. Also leidet auch der Körper unter negativen Denkeinflüssen. Damit man aus diesem negativen Denkmuster ausbrechen kann, muss man in der Lage sein, sich selbst reflektieren zu können. Hierzu benötigt man mentale Stärke und Ausdauer.

Bei negativen Denkmustern handelt es sich um Gewohnheiten. Diese prägen die Denkweise sowie den Alltag, ohne dass man es bewusst bemerkt. Die überwiegende Anzahl an Denkmustern ist so verinnerlicht und tief im Unterbewusstsein verankert, dass sie automatisch ablaufen, das künftige Verhalten sowie Entscheidungen extrem beeinflussen. Negative Denkmuster können sogar dazu führen, die Wahrnehmung zu beeinflussen. Die Realität ist immer unsere Wirklichkeit. Sie ist konstruiert aus eigenen Überzeugungen, Erfahrungen, Glaubenssätzen und Vorurteilen. Damit man diese Gewohnheiten durchbrechen kann, sollte man hinterfragen, weshalb man von einer Sache derartig überzeugt ist, ob das, was man glaubt, wirklich stimmt oder ob man sich alles nur einbildet. Denn viele Glaubenssätze nimmt man nur an, weil sie wunderbar in das eigene Weltbild passen und nicht, weil sie wirklich wahr sind und der Realität entsprechen.

Das Fundament für jene Glaubenssätze sind vage Vorstellungen, Mutmaßungen und Annahmen. Für diese gibt es allerdings keinen Beleg. So ist es leicht, Glaubenssätze, wie „Ich kann das nicht“ oder „Ich schaffe das nicht“ im Kopf zu verankern und somit das Scheitern über kurz oder lang vor zu programmieren. Die Wissenschaft nennt diese Glaubenssätze dysfunktionale

Denkmuster oder aber auch negative Affirmationen. Es handelt sich um Vorurteile, an die viele Menschen glauben, die aber weder wahr, noch bewiesen sind. Problematisch bei diesen Denkmustern ist nun, sie zu durchbrechen. Es genügt hierbei nicht, sich darüber im Klaren zu werden, dass sie falsch sind. Man muss sie gleich durch neue Denkmuster ersetzen. Andernfalls verfällt man möglichst rasch wieder in alte Gewohnheiten und die negativen Gedanken bleiben.

Wenn bei einem Menschen das Denkmuster „Ich schaffe dieses oder jenes nicht“ fest im Kopf verankert ist, genügt es nicht, zu wissen, dass diese Aussage nicht der Wahrheit entspricht. Man muss dieses negative Denkmuster durchbrechen, indem man sich beispielsweise gebetsmühlenartig vorbetet: „Ich glaube an mich und schaffe das.“

Wichtig ist auch an dieser Stelle, dass es Zeit benötigt, um negative Denkmuster zu erkennen und diese durch positive Glaubenssätze zu ersetzen. Der erste Schritt zur Besserung ist, dass man alte Denkmuster überhaupt erkennt und nun die Entscheidung trifft, diese ändern zu wollen. Anschließend muss man neue Glaubenssätze finden, um die Alten zu ersetzen. Je nachdem, wie tief die ursprünglichen Glaubenssätze im Unterbewusstsein verankert sind, umso mehr Zeit wird es in Anspruch nehmen, diese zu durchbrechen. Hier heißt es nun geduldig sein und nicht aufgeben. Um schnelleren und besseren Erfolg erzielen zu können, kann man diese Methode mit Meditation kombinieren.

Der Markt bietet eine Vielzahl an geführten Meditationen, um negative Gedanken gegen Positive auszutauschen. Hierbei erhält man Anregungen und Affirmationen, um negative Gedanken zu ignorieren und negative Glaubenssätze durch Positive zu ersetzen.

Fakt ist jedenfalls, dass es völlig unmöglich ist, dass einem niemals negative Gedanken durch den Kopf gehen. Entscheidend ist einfach, wie man mit ihnen umgeht. Ob man sie wie Wolken einfach vorbeiziehen oder ob man sich von ihnen beeinflussen lässt.

Methode 7: Raus aus der Komfortzone

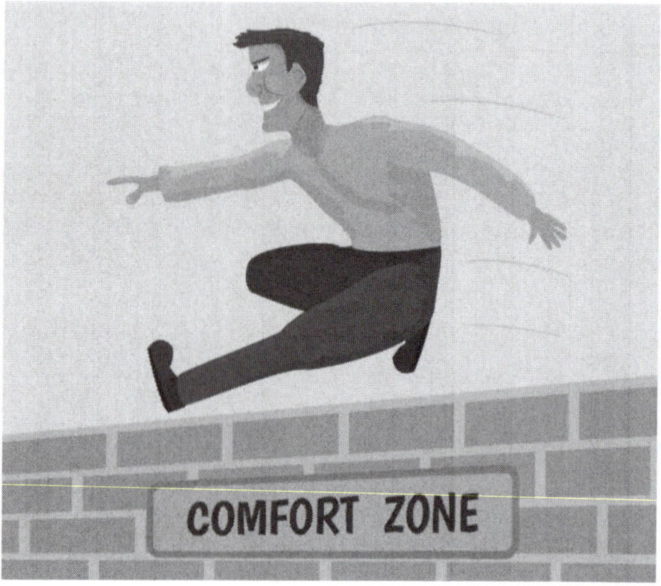

Das eigene Denken und Fühlen nachhaltig zu verändern, gelingt nicht, wenn man sich permanent in seiner Komfortzone aufhält. „Das Leben beginnt am Ende der Komfortzone“, diesen Spruch kennen nahezu alle und er enthält tatsächlich einen Funken Wahrheit. Die Komfortzone ist bequem und gemütlich. Sie ist sicher und man befindet sich auf bekanntem Terrain. Indem man sich täglich seinen negativen Gedanken hingibt, lebt man innerhalb dieser Komfortzone. Das Denken nachhaltig zu ändern, kann auch bedeuten, über diverse Fallstricke zu stolpern und an seine mentalen Grenzen zu gelangen. Deshalb ist es für viele Menschen bequemer und sicherer, ihre Komfortzone nicht zu verlassen. Allerdings bietet dieses Verhalten zahlreiche Nachteile. Das Verharren innerhalb der Komfortzone bedeutet Stillstand. Man steht Veränderungen und somit sich selbst im Weg. Man verneint positive und lebensbejahende Gedanken, weil es einfacher ist, sich in der Komfortzone vom Strudel der negativen Gedanken hinabreißen zu lassen. Fraglich ist jedoch, was einen daran hindert, aus der Komfortzone auszubrechen, wenn außerhalb doch ein so schönes Lebensgefühl mit viel Leichtigkeit auf einen wartet. Der Hinderungsgrund heißt schlichtweg Angst.

Sicher möchte man einerseits Anstrengungen vermeiden und den Weg des geringsten Widerstands gehen. Doch andererseits kann es Energie kosten, sich von den negativen Gedanken zu verabschieden.

Viele Menschen fragen sich, was danach kommt, wenn man negatives Denken abgelegt hat. Sie haben Angst davor, dass sich ihre Weltanschauung verändert. Wenn man negative Gedanken immer weiter spinnt, weiß man, worauf es am Ende hinausläuft. Die Abwärtsspirale ist vorprogrammiert und da bei den meisten Menschen negative Gedankenmuster so fest im Inneren verankert sind, können sie sich gar nicht mehr daran erinnern, welche Gefühle und Emotionen positives Denken bei ihnen freigesetzt hat. Wenn man sich an diesem Wendepunkt befindet, gilt ganz klar: „Wenn ich es nicht probiere, werde ich auch nicht erfahren, wie es sich anfühlt." Dies ist der erste Schritt in die richtige Richtung und man wird endlich aufhören, sich selbst zu blockieren.

Die Komfortzone existiert lediglich in den Gedanken. Jeder kann sie durchbrechen und jeder entscheidet selbst, wann die Zeit dazu gekommen ist. Außerdem sollte man sich selbst eine Chance geben, die eigenen Gefühle neu zu bewerten. Wenn man von negativen Gedanken geplagt ist, weiß man, wie sich negative Gefühle anfühlen. Trauer, Wut, Enttäuschung, Frustration und Aussichtslosigkeit sind durchaus bekannte Begleiter. Wie aber fühlen sich Freude, Glück, Leichtigkeit, Lebenslust, Dankbarkeit und Hoffnung an? Dies gilt es nun zu entdecken. Aus der Komfortzone auszubrechen, bedeutet in diesem Fall, Yoga oder Meditation auszuprobieren, sich von Menschen zu entfernen, die einem nicht gut tun und einen herunterziehen. Denn auch der Umgang mit negativ gestimmten Menschen lösen bei einem selbst negative Gedanken aus.

Um aus der Komfortzone auszubrechen, muss man über den Tellerrand hinaus schauen. Für Ausreden ist hier kein Platz. „Stop thinking, start doing“, ist hier das Motto. Der Start dafür ist immer heute. Außerdem muss man dran bleiben.

Wie bereits erwähnt, benötigt man mindestens 21 Tage, um Dinge zu einer neuen Gewohnheit werden zu lassen. Und was sind schon 21 Tage, wenn man ein Jahr mit 365 Tagen betrachtet?

Methode 8: Timeline Therapie (NLP)

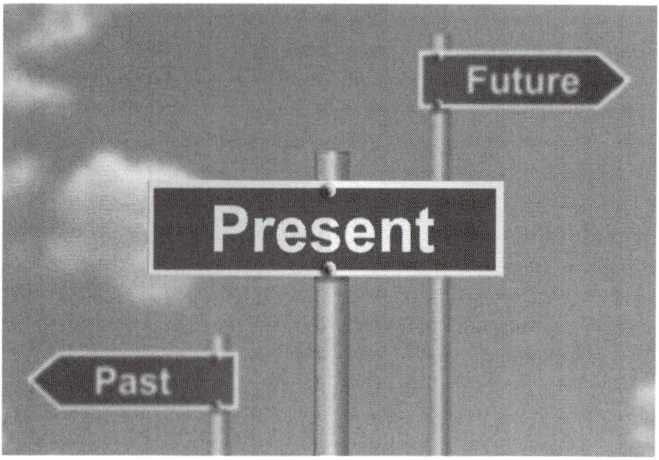

Bei der Timeline Therapie handelt es sich um eine psychotherapeutische Technik, welche ihren Ursprung in der Hypnotherapie hat. Die Timeline stellt die psychische Repräsentation der Lebenszeit dar. Bei genauerer Betrachtung der Timeline fällt auf, dass ein Mensch seine Erinnerungen chronologisch speichert. Somit sind jegliche Ereignisse seines Lebens an einer Linie aneinander gereiht wie eine lange Schnur.

Manchen Menschen ist dies durchaus bewusst, andere Menschen hingegen haben dies in ihrem

Unterbewusstsein abgespeichert. Diese Art der Organisation macht einem Menschen nun möglich zu unterscheiden, in welcher Reihenfolge er bestimmte Dinge erlebt hat. Somit kann er unterscheiden, ob ein Ereignis vor oder nach einem anderen Ereignis stattgefunden hat. Außerdem ermöglicht diese Timeline dem Menschen, dass er unterscheiden kann, ob er eine Sache bereits erledigt hat oder ob er sie lediglich in der Zukunft beabsichtigt zu tun.

Das Erleben eines Menschen wird durch seine Erinnerungen geprägt. Diverse Psychologen sind sogar der Meinung, dass das Erleben eines Menschen lediglich die Summe seiner Erinnerungen ist.

Jeder Mensch wird durch seine Erfahrungen sowie seine Umgebung geprägt. Aus diesem Grund ist es nicht verwunderlich, dass ein typischer Mitteleuropäer über andere Wertvorstellungen als ein typischer Araber verfügt. Ein Kind, welches in ärmlichen Verhältnissen und allerlei Entbehrungen aufgewachsen ist, hat in seinem Unterbewusstsein andere Erinnerungen abgespeichert als ein Kind, welches im Übermaß aufwuchs und auf nichts verzichten musste. Diese Erlebnisse und Erfahrungen, welche jeder Mensch individuell erlebt sowie dessen positive und negative Gefühle werden in dieser Timeline gespeichert.

Die Timeline Therapie soll die Ursachen des Problems in der Vergangenheit suchen. Denn wenn diese Mutmaßungen zutreffen, kommen negative Gedanken nicht von ungefähr. Sie beruhen auf Erfahrungen und Erlebnissen der Vergangenheit.

Ziel der Timeline Therapie ist es, das erste Ereignis, welches zur Entwicklung negativer Gedankenmuster führte, aufzulösen. Denn sobald einem diese Auflösung gelingt, verändern sich die mit dem Erlebnis verbundenen Erfahrungen positiv und verschwinden.

Bei der Timeline Therapie werden die Erlebnisse und Erfahrungen distanziert und mit genügend Abstand betrachtet. Nur so gelingt eine neutrale Betrachtung und diese ist zwingend notwendig. Man sucht den Ursprung der negativen Gedanken und geht auf der Timeline an die Stelle zurück, an der das Problem zum ersten Mal aufgetreten ist. An dieser Stelle hat man die Möglichkeit, die Entstehung des Problems zu erkunden und sich in andere beteiligte Personen hineinzuversetzen. Dies schafft Verständnis. Man wird begreifen, warum die Mitmenschen zum damaligen Zeitpunkt derartig reagiert haben und die Situation wird neu bewertet.

Diese neue Bewertung führt zu einer völlig anderen Wahrnehmung. Das Problem wird aufgelöst und somit auch die negativen Gedanken. Gerade bei Traumapatienten wird diese Therapie in vielen Fällen angewendet. Einerseits kann man das negative Erlebnis mit der notwendigen Distanz betrachten, aber andererseits ist es ebenfalls möglich, die belastende Situation erneut zu durchleben.

Methode 9: Tapping

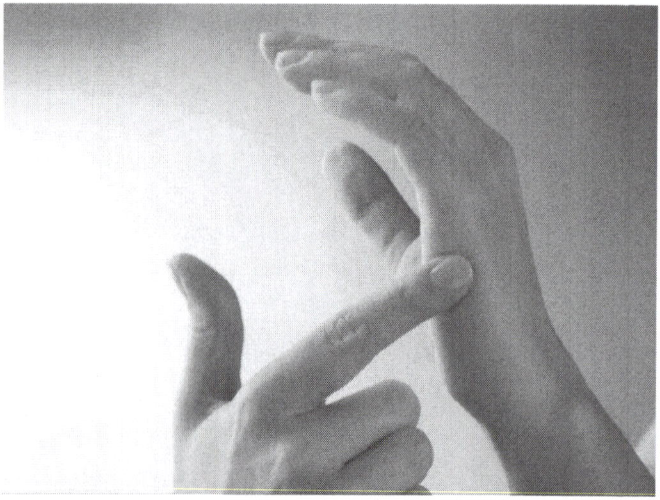

Das Tapping ist eine Therapieform der jüngeren Zeit. Diese Technik wurde erstmalig im Jahr 2006 entwickelt.

Die Zielgruppe sind traumatisierte Menschen. Interessant hierbei ist, dass diese Therapie schmerzfrei und nonverbal erfolgt. Hierbei sollen spezielle Punkte am Körper des Menschen behandelt werden, damit sich sein Geist entspannen kann. Diese Klopftechnik folgt den Prinzipien der alten chinesischen Akupressur.

Wenn die negativen, belastenden Gedanken Überhand nehmen, ist man für das Tapping am zugänglichsten.

Während man sich auf diese Gedanken oder Gefühle konzentriert, beklopft man mit den Fingerspitzen bestimmte Meridian-Endpunkte des Körpers. Dies führt zu einer Beruhigung des Nervensystems und stellt das dynamische Gleichgewicht des Körpers wieder her. Es ist nämlich davon auszugehen, dass Blockaden negative Emotionen im Energiesystems des Körpers speichern.

Durch das Beklopfen gewisser Punkte und das gleichzeitige Denken an das Problem lassen sich diese Blockaden sehr rasch auflösen. Eine Verbesserung ist innerhalb kurzer Zeit zu verzeichnen. So gehören Angst und Stress im Nu der Vergangenheit an. Man kann wieder klar denken und in Ruhe arbeiten.

Die Klopfpunkte befinden sich an der Handaußenseite, am Ansatz der Nasenwurzel, an der Schläfe, unter dem Auge, unter der Nase, am Kinn unter der Lippe, in dem kleinen Grübchen, auf und unter dem Schlüsselbein, eine

Handbreit unter der Achselhöhle sowie auf dem höchsten Punkt des Kopfes.

Zu Beginn beklopft man den Punkt zwischen an der Handaußenseite, während man das Thema dreimal benennt. So kann man beispielsweise sagen: „Auch wenn ich denke, ich schaffe dieses oder jenes nicht, liebe und akzeptiere ich mich, genauso wie ich bin.“ Anschließend klopft man fünf- bis siebenmal auf die oben genannten Punkte, während man die negativen Gedanken ausspricht. Die Atmung sollte dabei ruhig bleiben.

Diese Handlung vollzieht man so lange, bis einem keine negativen Gedanken mehr einfallen. Der Körper und der Geist sollten sich nun beruhigt haben.

Empfindet man das belastende Gefühl dennoch zu stark, wiederholt man diese Technik so oft, bis das belastende Gefühl nachlässt.

Methode 10: automatische negative Gedanken in positive empowering Gedanken umwandeln

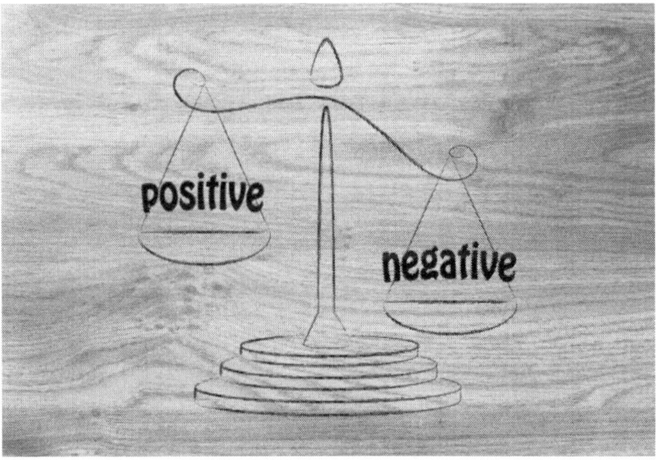

Wie bereits erwähnt, ist es unmöglich, negative Gedanken komplett zu vermeiden. Kein Mensch auf dieser Welt, gleichgültig wie positiv er auch eingestellt sein mag, kann ausschließlich positiv denken. Denn negative Gedanken schleichen sich oftmals ganz unbewusst und automatisch ins Gedächtnis ein, was sich negativ auf die Lebensqualität auswirkt.

Diese automatischen Gedanken resultieren aus Überzeugungen, welche man im Laufe des Lebens gemacht hat. Die automatischen Gedanken können nicht direkt vom Menschen kontrolliert werden. Allerdings ist es möglich, sie indirekt zu kontrollieren und zwar indem man seine Überzeugungen in Frage stellt.

Hierfür bedarf es einem gewissen Konzept. Und zwar sollte man sich darüber im Klaren werden, wie man jeden Aspekt seines Selbst wahrnimmt und wie man selbst vergangene Erfahrungen und Erlebnisse, Fähigkeiten sowie Zukunftsperspektiven einordnet.

Depressive Menschen sind beispielsweise in einem Zyklus der Negativität gefangen. Sie haben eine negative Sicht auf ihr Leben und sich selbst.

Aus diesen negativen Sichtweisen resultieren weitere Symptome, welche zu einer Depression führen. Diese Symptome führen ebenfalls wieder dazu, dass depressive Menschen ihr Leben negativ sehen. Und somit entsteht der Zyklus. Allerdings muss man nicht zwangsläufig an Depressionen erkrankt sein, um sich in einem Zyklus der

Negativität zu finden. Sobald die negativen Gedanken Überhand nehmen, kann dieser Zyklus bereits entstehen.

Gerade aus diesem Grund gilt es, automatische negative Gedanken zu eliminieren und diese durch automatische positive Gedanken zu ersetzen. Dies erfordert eine kognitive Umstrukturierung von Grundüberzeugungen sowie automatischen Gedanken.

Während Menschen, welche überwiegend über positive Gedanken verfügen, auf Stress ebenfalls positiv reagieren und glauben, dass ihr Leben bedeutungsvoller ist, reagieren Menschen, welche überwiegend über negative Gedanken verfügen, auf Stress negativ. Diese glauben nämlich, dass ihr Leben weniger bedeutungsvoll ist.

Damit sich die Psyche besser fühlt, ist es unerlässlich, die automatischen negativen Gedanken zu reduzieren. Sie müssen nicht zwangsläufig aufgelöst werden. Hierbei genügt es, wenn die positiven Gedanken überwiegen. Und dies kann man mit Hilfe eines Worksheets erreichen. Wichtig ist bei der Arbeit mit einem Worksheet, dass man die Aufgaben schriftlich erledigt. Denn der Kopf neigt immer schnell dazu, zu antworten. Doch bei dieser

Aufgabe sind kopfgesteuerte Antworten nicht maßgeblich. Hierbei muss man die Antwort wahrlich fühlen. Entscheidend ist, welche Antwort das Herz gibt.

Bei einem Worksheet bekommt man eine konkrete Arbeitsanweisung. Man muss selbst aktiv werden, anders wie bei einem Blogartikel, den man lediglich konsumiert. Am Ende dieses Worksheets erhält man ein individuelles Ergebnis. Gerade bei negativen Gedanken sollte man die Arbeit mit einem Worksheet testen, denn jeder Gedanke sowie jedes Gefühl dazu ist individuell.

Eine Möglichkeit, um negative Gedanken zu eliminieren, stellt eine ganz einfache Übung dar. Hierzu nimmt man ein Blatt Papier und unterteilt es in drei Spalten. In der ersten Spalte notiert man den Auslöser der negativen Gedanken, in der zweiten Spalte steht das automatische Denken, also die negativen Gedanken und die dritte Spalte beinhaltet das neue Denken.

Eine andere Möglichkeit, um negativen Gedanken den Gar auszumachen, ist eine Methode, bei der es gilt, vier Fragen zu beantworten. Auch dies sollte in schriftlicher

Form erfolgen. Diese vier Fragen haben es in sich, sobald man sich darauf einlässt.

Sobald jetzt also negative Gedanken aufkommen, beantwortet man die folgenden Fragen schriftlich. Obwohl man zu jeder Frage mehr als nur wenige Wörter schreiben sollte, hält sich der Arbeitsaufwand dennoch in Grenzen. Schleicht sich beispielsweise der negative Gedanke „Mich kann niemand leiden“ ins Unterbewusstsein, könnte man diesen wie folgt auflösen:

Frage 1: Ist es wahr, dass mich niemand leiden kann? Woran mache ich diese Aussage fest? Vergleiche ich mich mit anderen, bei denen ich glaube, dass sie beliebter sind als ich?

Frage 2: Kann ich mit absoluter Sicherheit wissen, dass mich niemand leiden kann? Habe ich wirklich nichts Liebenswertes an mir? Kann ich wirklich zu hundert Prozent wissen, dass andere Menschen mich so sehen, wie ich mich sehe? Kann ich wirklich nachweisen, dass ich nicht liebenswert bin?

Frage 3: Wie reagiere ich, wenn ich diesen Gedanken, dass mich niemand leiden kann, glaube? Was passiert mit meinem Körper, sobald ich diesen Gedanken denke? Welche Emotionen werden dadurch freigesetzt? Empfinde ich Traurigkeit, Wut oder Anspannung? Wie machen sich diese Emotionen bemerkbar? Wie gehe ich mit mir um, wenn ich derartige Gedanken denke? Bekomme ich Selbstzweifel oder werte ich mich selbst ab? Wie begegne ich anderen Menschen in meinem Umfeld, wenn ich mich derartigen Gedanken hingebe?

Frage 4: Wer wäre ich ohne den Gedanken, dass mich niemand leiden kann? Wie würde ich mich ohne diesen Gedanken fühlen? Würde ich mein Leben ohne diesen Gedanken anders leben?

Zu diesen Fragen ist es nicht notwendig seitenweise Blätter zu füllen. Jedoch liefern diese Fragen genug Anregung zum Nachdenken, sofern man sie gewissenhaft beantworten und an sich arbeiten möchte. Denn hierzu gehört Selbstreflektion und diese kann manchmal sehr wehtun. Nachdem man diese Fragen in Ruhe beantwortet hat, wird man vermutlich feststellen können, dass die negativen Gedanken nicht der Wahrheit entsprechen.

Nun gilt es, diese negativen Gedanken in positive Gedanken umzuwandeln. Der negative Gedanke „mich kann niemand leiden“ bedeutet umgekehrt „ich bin bei allen beliebt“. Nachdem man den negativen Gedanken in einen positiven Gedanken umgewandelt hat, sollte man in sich hineinhorchen, was dieses Umwandeln bewirkt. Wie sich das Herz anfühlt und welche Emotionen freigesetzt werden.

Natürlich kann man bei der ersten Anwendung dieses Worksheets keine Wunder erwarten. Auch hierbei sollte man stets geduldig sein. Doch behält man die Arbeit mit dem Worksheet bei und wendet die vier Fragen auf jegliche negative Gedanken an, verspürt man nach einiger Zeit keinen Widerstand mehr gegen diesen Gedanken.

Schlusswort

Jeder hat sein Glück selbst in der Hand. Besonders beim Thema negative Gedanken ist diese Aussage zutreffend. Negative Gedanken zu vermeiden, ist gänzlich unmöglich. Sie sind somit allgegenwärtig, aber es liegt bei jedem selbst, wie er damit umgeht.

Oftmals ist man sich gar nicht bewusst darüber, wie viele negative Gedanken man tatsächlich täglich denkt. Negatives Denken beeinflusst nicht nur die Psyche, sondern auch den Körper. So erkranken Menschen, die sehr oft von negativen Gedanken geplagt sind, häufiger an Infektionskrankheiten, da das Immunsystem geschwächt wird.

Außerdem sind negative Gedanken extrem belastend. Man spürt kein Vorankommen mehr. Bei näherer Betrachtung wird man feststellen, dass manche Gedankenmuster im Unterbewusstsein verankert sind, welche nicht von einem selbst stammen. Somit können negative Gedanken auch von den Eltern auf ihre Kinder übertragen werden. Und dies ist umso schlimmer, da Kinder diese Denkmuster als einzige Wahrheit und nicht als eine

Option von vielen sehen. Sie sind nämlich nicht in der Lage sind, die Denkmuster ihrer Eltern zu hinterfragen. Man ist auch im Erwachsenenalter zunächst nicht mehr für andere Möglichkeiten offen. Somit rutscht man in einen Teufelskreis und steigert sich immer weiter in negative Denkmuster hinein.

Außerdem möchte sich das Gehirn weiterentwickeln und unbedingt eine Lösung für das Problem finden. Problematisch wird es nun, wenn es eventuell keine richtige Lösung gibt. Denn wenn eine Entscheidung ansteht und das Für und Wider abwägt, gerät man regelrecht in einen Gedankenstrudel. Angst, eine Entscheidung zu treffen, ist hier der Hinderungsgrund. Stattdessen lässt man die negativen Gedanken dominieren, in der Hoffnung eine richtige Entscheidung herbeidenken zu können. Allerdings wird man ohnehin niemals erfahren, wie die Dinge verlaufen wären, wenn man sich anders entschieden hätte.

Man trifft eine Entscheidung oder sie wird einem abgenommen, aber man wird ohnehin niemals erfahren, wie die Dinge verlaufen wären, wenn man sich anders entschieden hätte.

Um diesem Teufelskreis aus negativen Gedanken zu entfliehen, gibt es mittlerweile eine Vielzahl von Methoden.

Welche nun letztendlich die Richtige ist, muss jeder für sich selbst entscheiden. Wichtig ist bei allen Methoden, dass man sich in Geduld übt. Denn Rom wurde auch nicht an einem Tag erbaut. Um Gewohnheiten zu ändern, benötigt man in etwa 21 Tage. Bei negativen Gedanken handelt es sich größtenteils um Gewohnheiten. Deshalb sollte man sich in etwa einen Monat Zeit geben und nicht schon vorher die Flinte ins Korn werfen.

So kann man sich beispielsweise täglich vor dem Zubettgehen **Zeit für negative Gedanken einräumen**, weil es unmöglich ist, negative Gedanken komplett zu vermeiden. Der Vorteil hierbei ist, dass seit dem Erlebnis und dem Moment, indem man sich diesen Gedanken hingeben kann, bereits geraume Zeit vergangen ist. Das Erlebte wird später meist nicht mehr als so schlimm empfunden.

Besonders großer Beliebtheit erfreut sich derzeit das **Journaling**. Hierbei schreibt man alles auf, was man tagsüber getan und erlebt hat und natürlich wie man sich dabei gefühlt hat. Das Aufschreiben dieser Gedanken lohnt sich immer. Denn etwas schriftlich festzuhalten, ist eines der mächtigsten Werkzeuge.

Journaling kann man nutzen, um diese Gedanken an einem anderen Platz zu parken und um Klarheit darüber zu gewinnen, dass die Situation meistens doch nicht so aussichtslos ist, wie man noch vor wenigen Minuten gedacht hat.

Das Journaling soll dabei helfen, mit den negativen Gedanken abzuschließen.

Eine andere bekannte und beliebte Methode sind **Affirmationen**. Diese kurzen Sätze werden durch das Unterbewusstsein als neue Informationen abgespeichert, sofern man sie, so oft es möglich ist, wiederholt. Dies verändert das Denken, Fühlen und Handeln. Festgefahrene Muster werden demnach in Befreiung, Inspiration und Ansporn umgewandelt.

Weiterhin kann eine tägliche **Yogasession** dabei helfen, sich zu entspannen. Bereits nach wenigen Malen kann man eine rasche Veränderung spüren. Denn Yoga wirkt auf körperlicher sowie auf mentaler Ebene. Denn während man Yoga ausübt, kann man sich ablenken und somit die Gedanken austricksen. Sofern man sich nur auf die Bewegungsabläufe konzentriert, bleibt keine Zeit mehr für negative Gedanken.

Um negative Gedanken in friedliche und tiefe Erfahrungen umzuwandeln, ist **meditieren** eine sehr gute Möglichkeit. Hierbei muss man den inneren Widerstand gegen negative Gedanken loslassen und diese akzeptieren. Nur so kann man sich in einen sehr tiefen Meditationszustand befördern.

Eine weitere beliebte Möglichkeit ist die **Timeline Therapie**.

Hierbei schaut man zurück in die Vergangenheit und versucht den Ursprung der negativen Gedanken zu finden. Hat man ihn gefunden, durchlebt und bewertet man die Situation erneut. Somit löst man die im Unterbewusstsein verankerten negativen Gedanken auf.

Damit negative Gedanken nachhaltig der Vergangenheit angehören, ist es notwendig, aus der **Komfortzone** auszubrechen.

Hierzu muss man an mentale Grenzen gelangen und über diverse Fallstricke stolpern, um das Gehirn auszutricksen und Denkmuster zu ändern. Aber wenn man sein Wohlbefinden steigern und den Einfluss negativen Denkens dauerhaft reduzieren möchte, lohnt es sich in jedem Fall, die verschiedenen Methoden anzuwenden und somit negative Gedanken aufzulösen.

Weitere Bücher von Franziska Zimmerman

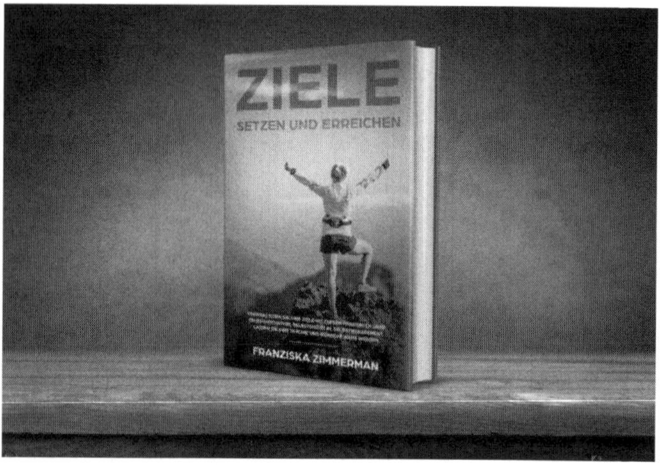

- Möchten Sie Ihr Leben selbst in die Hand nehmen?
- Ihre Zukunft aktiv gestalten?
- Sind Sie es satt, auf Autopilot zu leben und Jahr für Jahr verstreichen zu sehen, ohne dass sich etwas ändert?

Ziele, richtig verstanden und umgesetzt, sind eine höchst effektive Strategie um Kontrolle über Ihr Leben zu bekommen und selbst zu bestimmen, wo Sie sich in einem oder fünf Jahren befinden werden.

Der Ratgeber „Ziele setzen und erreichen“ zeigt Ihnen ganz genau, wie Sie typische Fehler vermeiden und Erfolge geradezu unumgänglich machen. Sie werden lernen:

- Wie Sie die richtigen Prioritäten setzen und relevante Ziele stecken.
- Wie Sie die Umsetzung Ihrer Ziele erfolgreich angehen.
- Maßnahmen, um Hindernisse spielend zu überwinden.
- Wie Sie nie wieder aufgeben oder die Motivation verlieren.
- Eine langfristige Strategie zur Erreichung all Ihrer Ziele.
- Und Vieles mehr!

Link zum Buch:
https://www.amzon.de/dp/1980358974

Impressum

1. Auflage

Kontakt: Ruben Herzhoff / Mozartstr. 6 / 47239 Duisburg

Mail: booksunlimited85@gmail.com

Covergestaltung: germancreative @ fiverr

Die im Buch verwendeten Bilder stammen alle von **depositphotos.com:**

Yoga pose shavasana

@ fizkes

Woman paschimottanasana yoga pose

@ STYLEPICS

Woman practicing yoga, tree pose

@ Kudryashka

Yoga-sun-salutation

@ antoshkaforever

Metaphor of balance measuring the positive and the negative

@ Faithie

EFT tapping points

@ Amaviael

Focus on the now

@ karenr

Overcoming comfort zone

@ dalebor

Man looking up

@ cristovao

Sunset Yoga

@ EpicStockMedia

Young woman practicing yoga, doing Easy Seat exercise, Sukhasana

@ fizkes

Hand with marker writing text

@gustavofrazao

Senior woman writing in notebook

@monkeybusiness

Time Management Monoflat Icon

@bloomua

44375229R00047

Printed in Poland
by Amazon Fulfillment
Poland Sp. z o.o., Wrocław